Heilpraktiker für Psychotherapie

Von den Voraussetzungen bis zur erfolgreichen Abschlussprüfung – inkl. Prüfungsfragen, -antworten & Erfahrungsberichten

Claudia Dietrich

INHALT

Das erwartet Sie in diesem Buch

Heilpraktiker für Psychotherapie – haben Sie die Berufsbezeichnung schon einmal gehört oder gelesen, können sich aber nichts Konkretes darunter vorstellen? Eventuell haben Sie bereits selbst recherchiert, aber nicht genügend Auskünfte erhalten können. Dieses Buch bietet Ihnen alles, was Sie benötigen, um sich anschließend fit und ausreichend informiert zu fühlen.

Sie erhalten einen detaillierten Einblick in das Aufgabengebiet des Heilpraktikers für Psychotherapie, sodass Sie zunächst einen guten Einstieg in das Buch finden. Sie erfahren, wie Sie selbst Heilpraktiker für Psychotherapie werden können und was für spezielle Voraussetzungen notwendig sind, um an der Ausbildung sowie Abschlussprüfung teilnehmen zu dürfen. Die Lehrgangsinhalte werden grob zusammengefasst und Sie bekommen eine ausführliche und aufgeschlüsselte Übersicht über den ICD-10-Code, Kapitel V, mit dem der Heilpraktiker für Psychotherapie arbeitet. Der ICD-10-Code dient der weltweiten Klassifikation und Einordnung von Krankheiten und Gesundheitsproblemen in zusammengehörige Diagnosegebiete.

In diesem Buch erhalten Sie zusätzlich einige Beispiele der schriftlichen Prüfungsfragen sowie deren Antworten. Ebenfalls wird Ihnen ein Auszug einer mündlichen Prüfung vorgestellt sowie die verschiedenen Einsatzmöglichkeiten nach bestandener Prüfung erläutert. So können Sie sich nach dem Lesen der letzten Seite des Buches in Ruhe Gedanken machen sowie Vor- und Nachteile abwägen, ob der Beruf Ihnen persönlich zusagen könnte.

Heutzutage gibt es immer mehr Menschen, die unter psychischen Störungen jeglicher Art leiden und diese auch behandeln lassen. Dies führt dazu, dass ein hoher Bedarf an Psychotherapeuten vorhanden ist,

aber demnach auch die Wartezeit auf einen Therapie-
platz mitunter bis zu 6 Monate betragen kann. Viele
Betroffene entscheiden sich aufgrund dessen, den Weg
zum Heilpraktiker für Psychotherapie zu gehen, da
dieser erfahrungsgemäß in kürzerer Zeit einen Termin
anbieten kann.

Das Berufsbild des Heilpraktikers für Psychotherapie

WAS SIND DIE GENAUEN , TÄTIGKEITEN DES HP FÜR PSYCHOTHERAPIE

Der Arbeitsalltag eines HP für Psychotherapie ist sehr abwechslungsreich. Er begleitet und unterstützt seine Klienten psychotherapeutisch mit der Behandlungsmethode seiner Wahl, sofern er diese in seiner Ausbildung ausreichend bearbeitet hat und verantwortungsbewusst damit umgehen kann. Der Heilpraktiker für Psychotherapie darf auch im Coachingbereich tätig werden und ist zudem befugt,

Krankheitsstörungen zu behandeln. Aufgrund seiner staatlichen Heilerlaubnis darf er z. B. leichte Formen von Depressionen, Belastungsstörungen, Angststörungen und Essstörungen heilen.

Ebenso können Patienten aufgrund persönlicher Krisensituationen zu ihm kommen. Hierunter fallen Trennungen, Burn-out, Trauer, Schlafstörungen sowie andere die Psyche betreffende Formen von Unwohlsein. Im Grunde darf der Heilpraktiker für Psychotherapie alle psychischen Erkrankungen behandeln, die emotionale, mentale und seelische Ursachen vorweisen. Wichtig ist immer, dass der HP für Psychotherapie an seine Sorgfaltspflicht denkt und daher wirklich nur die Verfahren der Psychotherapie anwendet, in denen er sich sicher fühlt, wodurch eine Gefährdung für den Klienten auszuschließen ist.

Wie auch der approbierte Psychotherapeut unterliegt der Heilpraktiker für Psychotherapie den bundeseinheitlich geregelten Bestimmungen durch das Arzneimittel-, Betäubungsmittel-, Heilmittel- oder das Heilpraktikergesetz. So darf der HP für Psychotherapie keine Störungsbilder mit organischer bzw. somatischer Ursache behandeln. Schwere psychische Erkrankungen oder Notfälle, die eine stationäre oder medikamentöse Behandlung erfordern, fallen nicht in das

Tätigkeitsfeld von ihm: Z. B. Verhaltensstörungen, die in der Kindheit/Jugend begannen, Demenzen, Schizophrenien oder wenn eine erhebliche Eigen- oder Fremdgefährdung vorliegt. Somit dient der erste Kontakt zwischen Therapeuten und Klient sowie die Diagnostik dazu, in Erfahrung zu bringen, ob die jeweiligen Erkrankungen/Beschwerden im Rahmen der therapeutischen Möglichkeiten des Heilpraktikers für Psychotherapie liegen oder eine Weitervermittlung notwendig ist.

Die Diagnostik umfasst:
- die momentane Situation des Klienten
- den psychopathologischen Befund
- die Krankheitsanamnese
  • aus Eigensicht
  • aus Sicht anderer (z. B. ein Familienangehöriger/Arzt)
- die soziale Anamnese
- die körperliche Untersuchung des Klienten (führt der Arzt durch).

Aus einem daraus formulierten Befundbericht stellt der Heilpraktiker für Psychotherapie eine Diagnose und kann daraus ableitend einen Therapieplan anfertigen, vorausgesetzt, eine Weitervermittlung ist nicht notwendig.

Laut Richtlinien des Gemeinsamen Bundesausschusses bezüglich der Durchführung der Psychotherapie werden nur drei Therapieverfahren anerkannt und die dafür anfallenden Kosten sogar von der Krankenkasse übernommen:

- Psychoanalytisch begründete Verfahren, aufgeteilt in:

  • tiefenpsychologisch fundierte Psychotherapie

  • analytische Psychotherapie

- Verhaltenstherapie

- Systemische Therapie.

In den Richtlinien ist ebenfalls nachzulesen, welche Therapiemethoden nicht den Erfordernissen der Psychotherapie-Richtlinien entsprechen. Dazu gehören:

- Gestalttherapie

- Gesprächspsychotherapie

- Psychodrama

- Logotherapie

- Respiratorisches Biofeedback

- Transaktionsanalyse.

Die folgenden speziellen Therapiemethoden werden im Rahmen der Richtlinienverfahren als wirksam betrachtet, sodass hier eine Kostenübernahme durch die Krankenkasse empfohlen wird:

- Eye-Movement-Desensitization and Reprocessing (EMDR) bei Erwachsenen mit posttraumatischen Belastungsstörungen (bei der Verhaltenstherapie, tiefenpsychologisch fundierten Psychotherapie oder analytischen Psychotherapie)

• EMDR bedeutet Desensibilisierung und Verarbeitung durch Augenbewegung, diese Therapieform wurde zur Behandlung von Traumafolgestörungen entwickelt.

- Katathymes Bilderleben (bei der tiefenpsychologisch fundierten Psychotherapie)

• ist eine wissenschaftliche Therapiemethode, die unbewusste Vorgänge nachweisen kann

• Tagträume sowie Fantasieprojektionen werden verwendet, um psychische Inhalte bearbeiten zu können.

- Rational Emotive Therapie (RET) bei einer kognitiven Umstrukturierung

• Therapieform, die bei Patienten mit blockierten Gefühlen und Überzeugungen angewandt wird, da aufgrund dieser Blockierung die Erzielung bestimmter Vorhaben verhindert wird.

• das Aufzeigen korrigierter Attributionen soll veranschaulichen, dass der zu behandelnde Klient mithilfe seiner eigenen geistigen Kräfte aktiv an der Veränderung seines Verhaltens arbeiten kann.

WIE WERDE ICH ZUM HEILPRAKTIKER FÜR PSYCHOTHERAPIE

Um den staatlich anerkannten Abschluss zum Heilpraktiker für Psychotherapie zu erhalten, bedarf es einer Überprüfung Ihres zuständigen Gesundheitsamts. Diese Prüfung besteht zum einen aus einem schriftlichen Teil, dem Multiple-Choice-Verfahren. Hierbei werden Ihnen 28 Fragen mit jeweils 5 Antwortmöglichkeiten gestellt, von denen eine oder mehrere richtig sind. So könnte eine Frage der schriftlichen Prüfung aussehen:

Welche der folgenden Symptome werden zu den Ich-Störungen gezählt?
1. Gedankenentzug
2. Wortfindungsstörungen

3. Imperative Stimmen

4. Derealisation

5. Willensbeeinflussung

A ☐ – Nur die Aussagen 1 und 5 sind richtig

B ☐ – Nur die Aussagen 1, 2 und 5 sind richtig

C ☐ – Nur die Aussagen 1, 4 und 5 sind richtig

D ☐ – Nur die Aussagen 1, 2, 3 und 4 sind richtig

E ☐ – Alle Aussagen sind richtig

[1] Lösung

Würden Sie z. B. Antwort A in der Prüfung ankreuzen, gäbe es dennoch nur 0 Punkte für diese Antwort. Die Aussagen 1 und 5 kommen zwar in Lösung C vor, aber es fehlt Punkt 4 – es werden keine Teilpunkte vergeben.

Um die schriftliche Prüfung zu bestehen, müssen Sie 75 % (21 Fragen) korrekt beantworten. Dafür haben Sie 60 Minuten Zeit und werden in 2 Gruppen (A und B) eingeteilt. Die Prüfungsfragen beider Gruppen sind identisch, jedoch in unterschiedlicher Reihenfolge angeordnet.

----

[1] Antwort C ist korrekt.

Wenn Sie die schriftliche Prüfung erfolgreich absolviert haben, werden Sie zur mündlichen Prüfung eingeladen, die den zweiten und letzten Teil der Überprüfung darstellt. Während die schriftliche Prüfung bundeseinheitlich geregelt ist, ist die Durchführung der mündlichen Prüfung je nach Bundesland unterschiedlich strukturiert. Ziel dieser Prüfung ist jedoch immer, eine Gefährdung durch den Prüfling bei den zukünftigen Patienten auszuschließen. Das Prüfungsgespräch wird in Ihrem zuständigen Gesundheitsamt durch den Amtsarzt geführt, der meist in Begleitung von 2 bis 3 anderen qualifizierten Personen vor Ort ist. Die Dauer der Prüfung beträgt im Durchschnitt 20 bis 60 Minuten.

Eine klassische Ausbildung erfolgt bei dem Beruf des Heilpraktikers für Psychotherapie nicht. Theoretisch müssen Sie nur an der Prüfung durch das Gesundheitsamt teilnehmen. Es ist jedoch dringend zu empfehlen, sich im Vorfeld ein umfangreiches Wissen anzueignen. Es gibt zwei Möglichkeiten, um die für die Prüfung nötigen Kenntnisse zu erwerben:

1. Der Präsenzlehrgang:

Bei dieser Variante sind Sie in einer Gruppe, meist bestehend aus maximal 20 Teilnehmern, in einer

Bildungsstätte vor Ort. Diese suchen Sie sich, am besten im Internet, selbst aus. Entscheiden Sie sich nicht gleich für die erste Schule, die Sie entdecken. Es gibt viele schwarze Schafe unter den angebotenen Ausbildungen. Eventuell werden Sie mit Rabatten und Intensivkursen gelockt, aber bedenken Sie bitte, dass die Vorbereitung für die amtsärztliche Überprüfung beim Gesundheitsamt nicht innerhalb eines Wochenendes erfolgen kann.

So können Sie sich je nach Bildungsinstitut meist zwischen einem Vollzeit-, Abend- oder tageweisen Kurs entscheiden. Wenn Sie beispielsweise einen festen Arbeitsplatz haben und diesen nicht aufgeben möchten, käme ein Abendkurs für Sie wahrscheinlich eher infrage. Es gibt manchmal auch Kursangebote, die an zwei bis drei Tagen in der Woche stattfinden. Sollte dies mit Ihrem aktuellen Job zeitlich passen, wäre die Variante für Sie eventuell auch noch interessant. Recherchieren Sie in Ruhe und lesen Sie sich am besten einige Erfahrungsberichte durch, falls Sie welche finden. Vergleichen Sie die Ausbildungsschulen des Weiteren auf ihre Präsenzzeiten sowie Kosten und Dauer. Wichtig für Sie könnte auch noch die Kündigungsfrist sein, falls Sie nach einigen Tagen merken, dass der Beruf doch nicht Ihren Vorstellungen entspricht oder der

Präsenzunterricht für Sie eine zu große Herausforderung darstellt. Bei Unklarheiten scheuen Sie sich nicht, das Institut zu kontaktieren und Ihre offenen Fragen zu stellen. Sie sollten keine Zweifel haben und auf Ihre Intuition hören, bevor Sie sich für eine Ausbildungsstätte entscheiden.

2. Der Fernlehrgang:

Die andere Möglichkeit, um sich das benötigte Wissen anzueignen, ist der Fernlehrgang. Hierbei bedarf es eines hohen Maßes an Selbstdisziplin und Ehrgeiz, da Sie nicht an die Anwesenheit in der Schule gebunden sind. Sie müssen sich hierbei selbst motivieren und bemühen, etwas für die Ausbildung zu tun. Wenn Sie schon wissen, dass Sie eher zu den Menschen gehören, die dazu neigen, sich nicht selbst anzuspornen, sollten Sie lieber zu einem Präsenzlehrgang tendieren. Bei einem Fernkurs empfiehlt es sich ebenfalls, mehrere Vergleiche heranzuziehen, da auch hier das Gleiche gilt wie bei der Schule: Es gibt viele unseriöse Angebote. Haben Sie sich für einen Fernlehrgang entschieden, werden Ihnen die Unterlagen in Form von Studienheften nach Hause geschickt und Sie können somit selbst entscheiden, wie Sie sich die Zeit einteilen. Die Anzahl der Studienunterlagen ist von Fernkurs zu Fernkurs unterschiedlich, aber im Durchschnitt sind es zwischen 15 und 20 Studienhefte.

Eine gute Möglichkeit, um etwas Struktur in den Ablauf zu bekommen, ist das Erstellen eines persönlichen Lern-Zeitplans. Zu Beginn sollten Sie sich nicht zu hohe Ziele setzen, da die Enttäuschung bei Nichterreichen dieser sehr demotivierend sein kann und die Gefahr besteht, dass Sie sich erst einmal nicht mit Ihren Unterlagen beschäftigen. Überlegen Sie sich vorab, wie viel Zeit Sie investieren möchten und auch zeitlich schaffen. Auch wenn es anfangs nur drei Tage die Woche sind, dann ist das vollkommen in Ordnung. Sind Sie z. B. berufstätig und gegen 17:00 Uhr zu Hause, dann könnte Ihr Plan beispielsweise so aussehen, dass Sie erst einmal in Ruhe ankommen und eventuell anfallende kleine Aufgaben erledigen. Von 18:00 Uhr bis 19:00/20:00 Uhr wären Sie dann mit Ihrem Fernstudium beschäftigt; z. B. montags, mittwochs und donnerstags.

So haben Sie erst einmal eine feste Struktur für sich selbst geschaffen. Bei vorhandener freier Zeit können Sie sich zusätzlich mit dem Material befassen. Ihr Pensum können Sie nach einiger Zeit erhöhen, auf beispielsweise vier Tage die Woche oder eine Stunde mehr je angesetztem Tag. Das liegt alles in Ihrem eigenen Ermessen, denn Sie entscheiden, wie schnell oder langsam Sie den Fernkurs absolvieren möchten.

Bei den meisten Fernlehrgängen ist ein zeitlicher Aufwand von ca. sechs bis neun Stunden die Woche angesetzt, bei einer Dauer von ca. einem Jahr. Viele Fernkurs-Institutionen bieten zudem eine kostenlose Verlängerung der Ausbildungsdauer an, sodass Sie theoretisch keinen Zeitdruck haben, im Gegensatz zum Präsenzunterricht. Nach Bearbeitung eines Studienheftes legen Sie in der Regel eine Prüfung ab, die Sie kontrolliert und korrigiert wieder zurückgeschickt bekommen. Das ist für Sie zur eigenen Überprüfung, damit Sie sehen können, wo noch eventuelle Schwachstellen liegen und welche Inhalte Sie sich noch einmal anschauen und bearbeiten sollten. Benotet werden diese Prüfungen nicht.

Wussten Sie im Übrigen, dass es nur drei verschiedene Grundberufe gibt, die eine psychotherapeutische Behandlung erlauben? Sie werden Ihnen kurz vorgestellt:

1. Der Arzt/Psychiater:

Nach dem erfolgreich abgeschlossenen Medizinstudium kann ein Arzt die Zusatzqualifikation in einer psychotherapeutischen Fachrichtung erwerben. Es muss also im Vorfeld kein Psychologiestudium absolviert werden. Bei den folgenden drei Facharzt-richtungen muss der Student im Rahmen seines Studi-ums die Weiterbildung durchlaufen:

- Der Facharzt für Psychiatrie und Psychotherapie:
Er behandelt das gesamte Spektrum an Erkrankungen. So umfasst sein Fachgebiet die Behandlung, Diagnos-tik, Rehabilitation sowie Vorbeugung psychischer Stö-rungen. Dazu wendet er im Speziellen psycho- und so-ziotherapeutische Verfahren an.

Die Facharztweiterbildung beläuft sich auf fünf Jahre, im Anschluss an das sechsjährige Medizinstu-dium.

Von den fünf Jahren:
• müssen zwei davon in einer stationären psychiatri-schen sowie psychotherapeutischen Patientenversor-gung stattfinden,
• muss ein Jahr in der Neurologie verbracht werden
• können bis zu zwei Jahre im ambulanten Bereich er-folgen.

Der Facharzt für Psychiatrie und Psychotherapie be-handelt im Vergleich mehr Patienten als der psycholo-gische Psychotherapeut, was sich auf die Behand–

lungszeit und somit auf die intensive Beschäftigung mit dem Klienten auswirkt.

- <u>Der Facharzt für psychosomatische Medizin und Psychotherapie:</u>
Diese Weiterbildung ist die umfangreichste, da der Mediziner hierbei mehrere Therapierichtungen kennenlernt. Sein Fachgebiet ist die Psychosomatik, die sich mit den Leidenszuständen und Krankheiten der Patienten befasst, an deren Verursachung nicht nur psychosoziale, sondern auch psychosomatische Faktoren eine entscheidende Rolle spielen. Sein Tätigkeitsfeld ist demnach das Erkennen der Erkrankung sowie dessen psychotherapeutische Behandlung, Rehabilitation und Vorbeugung.

Die Facharztausbildung beträgt ebenfalls fünf Jahre nach dem sechsjährigen Medizinstudium.
Von den fünf Jahren müssen folgende Bereiche durchlaufen werden:

• drei Jahre – psychosomatische Medizin
• ein Jahr – Psychiatrie sowie Psychotherapie
• ein Jahr – innere Medizin.

- Der Facharzt für Kinder- und Jugendpsychiatrie und -psychotherapie:

Die Behandlung betrifft das gesamte Spektrum psychischer Erkrankungen bei sowohl Kindern als auch Jugendlichen bis zur Vollendung des 21. Lebensjahres. Der Facharzt beschäftigt sich mit der Behandlung, Diagnostik sowie Vorbeugung von psychischen, psychosomatischen und neurologischen Störungen von Kindern und Jugendlichen.

Nach dem sechsjährigen Studium der Medizin sind fünf Jahre für die Weiterbildung angesetzt.

Die fünf Jahre werden wie folgt aufgeteilt:
• vier Jahre – Kinder- und Jugendpsychiatrie und -psychotherapie (davon erfolgen zwei Jahre im Stationsdienst)
• ein Jahr – entweder in der Pädiatrie oder Psychiatrie und Psychotherapie.

Der fachgebundene Psychotherapeut

Auch Mediziner anderer Facharztgruppen wie beispielsweise der inneren Medizin oder Allgemeinmedizin können eine psychotherapeutische Zusatzqualifikation erwerben. Eine nachweisliche Weiterbildungsleistung von 500 bis 600 Stunden erlaubt dem Facharzt

die Zusatzbezeichnung „fachgebundene Psychotherapie". Somit hat er die Möglichkeit, seinen jeweiligen
somatischen Bereich um die psycho- und soziothera-
peutischen Kompetenzen zu ergänzen.

2. Der psychologische Psychotherapeut

Der psychologische Psychotherapeut muss zunächst
ein Diplom- oder Masterstudium der Psychologie erfolgreich absolvieren. Anschließend hat er die Möglichkeit, die Ausbildung zum psychologischen Psychotherapeuten entweder

- in einer Vollzeitausbildung bei einer Dauer von mindestens drei Jahren oder

- einer Teilzeitausbildung bei einer Dauer von mindestens fünf Jahren zu durchlaufen.

Folgende psychotherapeutische Verfahren sind für die
Ausbildung zugelassen:

- Psychoanalyse, analytische Psychotherapie
- Tiefenpsychologisch fundierte Psychotherapie
- Verhaltenstherapie
- Systemische Therapie (seit 2008 zugelassen).

Dabei werden innerhalb der Ausbildungszeit folgende Inhalte erworben:

- 600 Stunden Theorie

- 600 Stunden in der Behandlung mit mindestens sechs Patientenversorgungen

- 1.800 Stunden Praxis, aufgeteilt in:

• 1.200 Stunden in einer psychiatrischen klinischen Einrichtung

• 600 Stunden in einer Einrichtung der psychosomatischen und -therapeutischen Versorgung.

Der psychologische Psychotherapeut grenzt sich vom ärztlichen Psychotherapeuten dahin gehend ab, dass der ärztliche Psychotherapeut Medikamente verschreiben darf, der psychologische Psychotherapeut jedoch nicht.

3. Der Heilpraktiker für Psychotherapie

Wie bereits beschrieben, darf der Heilpraktiker für Psychotherapie nach bestandener Prüfung psychotherapeutisch tätig werden. Im Gegensatz zu den kassenärztlich zugelassenen Therapeuten, die nur sozialrechtlich anerkannte Methoden der Therapie anwenden dürfen, kann sich der Heilpraktiker für Psychotherapie verschiedener Verfahren bedienen und somit ein breiteres Spektrum abdecken.

WELCHE VORAUSSETZUNGEN BENÖTIGE ICH FÜR DIE AUSBILDUNG UND PRÜFUNG

Die gute Nachricht an alle Interessierten: Für die Ausbildung an sich benötigen Sie keine speziellen Voraussetzungen. Allerdings sollten Sie sich im Vorfeld selbst reflektieren und die Entscheidung für eine Ausbildung mit Bedacht treffen. Hinterfragen Sie sich, ob folgende Eigenschaften bei Ihnen besonders stark ausgeprägt sind:

- Empathie – damit Sie sich in Ihr Gegenüber hineinversetzen und dementsprechend agieren können.

- Verständnis – auch wenn Sie anderer Ansicht sind oder sein Problem nicht selbst erlebt haben, sollten Sie Ihrem Patienten das Gefühl von Verständnis und Akzeptanz entgegenbringen.

- Verantwortungsbewusstsein – bedenken Sie immer, dass Ihre Klienten Menschen mit Sorgen jeglicher Art sind, die sich Ihnen anvertrauen; damit sollten Sie behutsam umgehen.

- Interesse an anderen Menschen – Gleichgültigkeit sollte Ihnen in diesem Beruf ein Fremdwort sein.

- Hilfsbereitschaft – sich nur anzuhören, was Ihr Gegenüber erzählt, ist nicht Sinn der Sache; das Bedürfnis einer anderen, Ihnen nicht nahestehenden Person helfen zu wollen, ist Grundvoraussetzung in dem Beruf des Heilpraktikers für Psychotherapie.

- Frieden und Ruhe in sich selbst – Sie sollten Ihre eventuell vorhandenen Baustellen bearbeitet haben, bevor Sie den Beruf ausüben, da sonst die Gefahr besteht, dass Sie unbewusst Ihre eigenen Probleme in die Therapiestunde mitbringen.

- Distanz – im Moment der Therapiesitzung sind Sie zwar vollkommen auf den Patienten eingestellt, aber dies sollte mit emotionaler Distanz geschehen; Beruf und Privatleben sind unbedingt zu trennen.

Um für die Prüfung beim Gesundheitsamt zugelassen zu werden, müssen folgende Voraussetzungen erfüllt sein:

- Sie müssen ein Mindestalter von 25 Jahren haben. Aufgrund der bereits erwähnten hohen Verantwortung im Umgang mit den Klienten sollte eine gewisse Reife sowie Lebenserfahrung vorhanden sein, um den Beruf des Heilpraktikers für Psychotherapie ausüben zu können. Im Heilpraktikergesetz wurde daher das Mindestalter von 25 Jahren festgelegt.

- Die schulische Voraussetzung für die Zulassung zur Prüfung ist mindestens der Hauptschulabschluss.

Diesen müssen Sie durch Ihr Abschlusszeugnis nachweisen. Erfüllen Sie die Bedingung nicht, haben Sie die
Möglichkeit, Ihren Schulabschluss im Vorfeld über den
zweiten Bildungsweg nachzuholen. Die folgende Aus-
wahl soll Ihnen als Anregung dienen:

• Fernschule/Onlinekurs

• Volkshochschule

• Abendschule

• Kolleg

• Ausbildung (mit Abschluss einer Ausbildung erlan-
gen Sie auch den Hauptschulabschluss)

• Berufsvorbereitende   Maßnahme/Berufsvorberei-
tungsjahr

• Nichtschülerprüfung (Teilnahme an der Prüfung für
den Hauptschulabschluss ohne Teilnahme an der Vorbereitung).

- Ein einwandfreies polizeiliches Führungszeugnis ist
für die Ausübung des Berufes unabkömmlich. Sie dürfen demnach nicht vorbestraft sein. Damit soll sicher-
gestellt werden, dass Sie die Gesundheit Ihrer Patienten nicht gefährden und sich Ihrer Pflichten, die der
Beruf mit sich bringt, bewusst sind. Die Beantragung
des Führungszeugnisses darf frühstens drei Monate
vor der Prüfung erfolgen. Bei der örtlichen Melde–

behörde müssen Sie das Zeugnis persönlich anfordern. - Der Nachweis einer gesundheitlichen Eignung für die Tätigkeit als Heilpraktiker für Psychotherapie ist ebenfalls eine Voraussetzung für die Ablegung der Prüfung beim Gesundheitsamt. Sie benötigen ein vom Arzt ausgestelltes Attest, dass ebenfalls nicht älter als drei Monate sein darf, und bescheinigen muss, dass Sie sowohl seelisch als auch körperlich gesund sind. Wenn Sie z. B. an einer Sucht leiden, wird Ihnen gemäß den Festlegungen des Heilpraktikergesetzes keine Heilerlaubnis erteilt. Körperliches Leiden sowie geistige Schwäche sind ebenfalls Ausschlusskriterien für die Prüfung.

WAS FÜR LEHRGANGSINHALTE KOMMEN AUF MICH ZU

Durch die verschiedenen Anbieter sowie die Unterschiede zwischen Präsenzunterricht und Fernlehrgang kann nicht genau beschrieben werde, welche Inhalte in der Ausbildung behandelt werden. Jedoch kann festgehalten werden, dass der in dem nachfolgenden Kapitel knapp thematisierte ICD-10-Code, Kapitel V, ausführlich in dem Kurs Ihrer Wahl bearbeitet wird. Hierbei werden die einzelnen Störungsbilder vorgestellt, deren Ursachen beschrieben sowie die Auswirkungen auf die

Betroffenen und deren mögliche Therapieformen erklärt. Des Weiteren lernen Sie die medikamentöse Behandlung sowie rechtlichen Grundlagen kennen. Die meisten Institutionen geben Ihnen auch eine Einführung in den Weg der Selbstständigkeit. Einen detaillierten Einblick in die Inhalte erhalten Sie im Internet auf den entsprechenden Seiten der Ausbildungsschulen/Fernlehrgänge.

CLAUDIA DIETRICH

Die ICD-10-Klassifikation

F00–F09 ORGANISCHE, EINSCHLIEßLICH SYMPTOMATISCHER PSYCHISCHER STÖRUNGEN

Dieses Kapitel umfasst die psychischen Störungen, die entweder durch direkte Schädigung des Gehirns verursacht wurden oder infolge einer krankhaften Veränderung des Gesamtorganismus auftreten.

• F00 – F03 Demenz

Es gibt verschiedene Demenzformen, die nach unterschiedlichen Kriterien gegliedert werden. Anhand der

Symptome lassen sich deutliche Rückschlüsse ziehen, welcher Teil des Gehirns betroffen ist. Folgende drei Bereiche gilt es zu unterscheiden:

- die kortikale Demenz („von der Hirnrinde ausgehend")
- die subkortikale Demenz („unter der Hirnrinde")
- die frontale Demenz („vorne-seitlich").

Ein klassisches Symptom der Demenz sind Störungen des Gedächtnisses.

Darüber hinaus müssen für einen Befund folgende Symptome vorhanden sein:

Es liegen kognitive oder verhaltensbezogene Merkmale vor, die

1. das Funktionieren des Alltags beeinträchtigen,

2. eine Verschlimmerung, verglichen zu einem vorherigen Zeitpunkt, darstellen

3. nicht durch ein Delir (Zustand geistiger Verwirrung) oder eine psychische Krankheit nachvollziehbar sind.

Eine kognitive Störung wird festgestellt durch

a. die Mischung aus Eigen- und Fremdanamnese sowie

b. die objektive Bewertung geistiger Leistungen durch eine kognitive Testung oder klinisch-kognitive Untersuchung.

Es müssen mindestens zwei der folgenden Bereiche eingeschränkt sein:

a. Gedächtnisfunktion

b. Sprachfunktion

c. Veränderung im Verhalten

d. Verstehen und Durchführen komplexer Aufgaben, Urteilsfähigkeit

e. räumlich-visuelle Funktionen.

Unterteilung:

F00 Demenz bei Alzheimer

Die Alzheimer-Demenz ist eine langsam verlaufende, unauffällig beginnende Krankheit, die durchschnittlich nach 8 Jahren zum Ableben führt und deren Ursachen bislang nicht bekannt sind. Es werden Infektionen oder Vergiftungen (z. B. durch Aluminium) vermutet sowie Störungen der Neurotransmission. Frühe Symptome sind Gedächtnisstörungen, Vergesslichkeit, Wortfindungsstörungen, nachlassende Aktivität sowie sozialer Rückzug. Die aufgrund der aufgeführten Frühsymptome bestehende Gefahr zu Depressionen liegt nahe. Spätere Symptome sind unter anderem Orientierungsstörungen, Wahn- und Halluzinationen sowie Störungen des Wach-Schlaf-Rhythmus.

F01 Vaskuläre Demenz

Für eine gefäßbedingte Demenz werden Durchblutungsstörungen im Gehirn als Ursache angenommen, welche durch kleine Blutungen oder einen Schlaganfall verursacht werden. Die vaskuläre Demenz ähnelt dem Verlauf der Alzheimer-Demenz, unterscheidet sich aber in folgenden Punkten:

- die Symptome treten oft früher und stärker auf
- eine Verschlechterung verläuft schubweise
- das Gedächtnis bleibt deutlich länger erhalten, es kommt jedoch zu Denkschwierigkeiten und -verlangsamung
- die Stimmungslabilität ist deutlich ausgeprägter
- Sprachstörungen treten seltener auf.

F02 Demenz bei anderenorts klassifizierten Krankheiten

Neben der Alzheimer-Erkrankung kann eine Demenz auch bei anderen Krankheiten auftreten:

- F02.0 Demenz bei der Pick-Krankheit
- F02.1 Demenz bei der Creutzfeldt-Jakob-Krankheit
- F02.2 Demenz bei Chorea Huntington
- F02.3 Demenz bei einem primären Parkinson-Syndrom
- F02.4 Demenz bei HIV

- F02.8 Demenz bei anderorts klassifizierten Krankheitsbildern.

F03 Nicht näher definierte Demenz
Diese Kategorie wird gewählt, wenn nicht genau geklärt werden kann, um welche Demenzform es sich handelt.

• F04 Organisches amnestisches Syndrom, nicht durch Alkohol oder psychotrope Substanzen bedingt

Hierunter versteht man eine erhebliche Schädigung des Kurz- sowie Langzeitgedächtnisses, die nicht durch Spirituosen oder andere Drogen verursacht wurde. Als Auslöser geht man von einem nicht kompensierbaren Mangel an Thiamin aus. Dieser Mangel schädigt das Gehirn und tritt häufig bei chronischem Missbrauch von Alkohol auf. Folgende organische Erkrankungen können ebenfalls die Ursache sein:
- bestimmte Formen eines Schädel-Hirn-Traumas
- Hirnblutungen durch z. B. einen hämorrhagischen (zu Blutungen führenden) Schlaganfall oder Aneurysma
- Vergiftungen: Sauerstoffmangel oder Kohlenstoffmonoxid-Intoxikation
- Läsionen des limbischen Systems

- Infektionen (Borreliose, Meningitis, Typhus o. a.).

Gedächtnisschwierigkeiten stehen hierbei im Fokus, wodurch es zu Erinnerungsverlusten kommt, die nach dem Beginn der ursächlichen Erkrankung auftreten. Erinnerungen an das frühere Leben bestehen weiterhin. Psychische Symptome für die Krankheit sind überwiegend:

- Müdigkeit

- Antriebslosigkeit

- Euphorie

- Depressionen.

• F05 Delir, nicht durch Alkohol oder psychotrope Substanzen bedingt

Das Delir ist ein akutes organisches Syndrom. Die Symptome treten daher plötzlich und akut auf, was starke Schwankungen im Tagesverlauf zur Folge hat.

Das Leitsymptom sind Störungen des Bewusstseins sowie mindestens zwei der folgenden Störungen:

- Aufmerksamkeitsstörungen

- Halluzinationen

- Störung der Psychosomatik

- Affektive Störungen

- Kognitive Störungen

- Desorientierung
- Störungen des Wach-Schlaf-Rhythmus
- Körperliche Begleitsymptome.

• F06 Andere psychische Störungen aufgrund einer Schädigung oder Funktionsstörung des Gehirns oder einer körperlichen Krankheit

Unter dieser Kategorie werden die psychischen Störungen, die beginnend mit einer Hirnfunktionsstörung im Zusammenhang stehen, verursacht durch primär zerebrale Erkrankungen oder systemische Krankheiten, die zweitrangig das Gehirn betreffen, zusammengefasst.

Unterteilung:

- **F06.0 Organische Halluzinose**

Eine Störung mit anhaltenden oder kontinuierlich auftretenden, oft akustischen oder optischen Halluzinationen.

- **F06.1 Organische katatone Störung**

Eine Störung mit verringerter oder aber erhöhter psychomotorischer Aktivität in Verbindung mit katatonen Symptomen.

- F06.2 Organische wahnhafte Störung

Eine Störung mit andauernden oder immer wieder präsenten Wahnideen, die von Halluzinationen begleitet sein können.

- F06.3 Organische affektive Störung

Eine Veränderung der Verfassung oder des Affekts mit Umwandlung der gesamten Aktivitätslage.

- F06.4 Organische Angststörung

Eine Störung, charakterisiert durch die entscheidenden Merkmale:

• einer Panikstörung (F41.0)

• einer generalisierten Angststörung (F41.1) oder

• einer Kombination von beiden,

aber als Folge einer organischen Störung.

- F06.5 Organische dissoziative Störung

Eine Störung, charakterisiert durch den vereinzelten oder völligen Rückgang:

• des Identitätsbewusstseins

• der normalen Verbindung von Erinnerungen an Vergangenes

• der direkten Wahrnehmungen sowie Beherrschung von Körperbewegungen (F44.-), aber als Folge einer organischen Störung.

- F06.6 Organische emotionale labile Störung

Eine Störung, definiert durch:

- Ermüdbarkeit

- Affektdurchlässigkeit oder -labilität

- eine Mehrheit physischer Missempfindungen und Schmerzen,

aber als Folge einer organischen Störung

- F06.7 Leichte kognitive Störung

Eine Störung mit folgenden typischen Merkmalen:

- Gefühl geistiger Erschöpfung bei dem Bestreben, Aufgaben zu lösen

- Gedächtnisstörungen, Lernschwierigkeiten, Konzentrationsprobleme.

- F07 Persönlichkeits- und Verhaltensstörung aufgrund der Schädigung oder Funktionsstörung des Gehirns

Infolge einer Schädigung oder Erkrankung des Gehirns kann es manchmal zu Veränderungen und Störungen der Persönlichkeit sowie Verhaltensauffälligkeiten kommen. Diese Veränderungen können als Begleiterscheinung der körperlichen Krankheit auftreten oder als Restsymptomatik bestehen bleiben. Es werden folgende drei Störungsbilder unterschieden:

- F07.0 Organische Persönlichkeitsstörung

Als Ursache ist von einer Hirnerkrankung, -schädigung oder -funktionsstörung auszugehen. Einige der Symptome für diese Krankheit sind:

• schneller Wechsel zu Reizbarkeit, kurz andauernde Ausbrüche von Aggression und Wut

• kognitive Störungen, die sich in Form von Misstrauen, paranoidem Denken und exzessiver Auseinandersetzung mit einem Thema bemerkbar machen.

• Veränderung der Sprache

• verändertes Sexualverhalten

• verändertes emotionales Verhalten

• verminderte Fähigkeit, zielgerichtete Aktivitäten über einen längeren Zeitraum durchzuhalten.

- F07.1 Postenzephalitisches Syndrom

Es handelt sich hierbei um eine Verhaltensänderung, die nach einer viralen oder durch Bakterien verursachte Enzephalitis auftritt. Die Reversibilität stellt den entscheidenden Unterschied zu den organisch bedingten Störungen der Persönlichkeit dar. Die Symptome für dieses Krankheitsbild sind unter anderem:

- Veränderung von Schlaf-, Ess- und Sexualverhalten
- Einschränkung der sozialen Anpassung und der sozialen Urteilsfähigkeit
- allgemeines Unwohlsein, Apathie oder Reizbarkeit
- Einschränkung der kognitiven Funktionen, wie z. B. Verlangsamung oder Lernstörung
- neurologische Funktionsstörungen, wie z. B. Lähmungen oder Taubheit.

- F07.2 Organisches Psychosyndrom nach Schädel-Hirn-Trauma

Die Ursache ist, wie im Störungsbild beschrieben, das Schädel-Hirn-Trauma, das zur Bewusstlosigkeit führen kann. Folgende Symptome können auftreten:

- emotionale Störungen, wie z. B. Ängstlichkeit, depressive Verstimmungen und Reizbarkeit
- vegetative Symptome, wie z. B. Kopfschmerzen, Wetterfühligkeit, Schwindel und Erschöpfung
- verminderte Belastungsfähigkeit bei Stress und emotionalen Reizen
- Angst vor bleibenden Schäden; hypochondrisches Verhalten
- Schwierigkeiten bei der Konzentration sowie geistiger Leistung

• Gedächtnisstörungen.

F10–F19 PSYCHISCHE UND VERHALTENSSTÖRUNGEN DURCH PSYCHOTROPE SUBSTANZEN

Die hier zu betrachtende Gruppe befasst sich mit Abhängigkeitserkrankungen. Sie entstehen durch den Konsum von Substanzen, die sich auf die Psyche auswirken.

• F10 Psychische und Verhaltensstörungen durch Alkohol

Da nicht jedes getrunkene Glas Alkohol gleich ein Indiz für eine Abhängigkeit darstellt, hat die ICD-10 verschiedene Konsumklassen definiert:

- risikoarmer Konsum

- riskanter Alkoholkonsum

- Rauschtrinken

- Akute Intoxikation (F10.0)

- Schädlicher Alkoholgebrauch (F10.1)

- Alkoholentzugssyndrom (F10.3).

Eine Alkoholabhängigkeit kann, bezogen auf die Gesundheit, langfristig die inneren Organe schädigen sowie Veränderungen im Gehirn und psychische Abweichungen zur Folge haben.

• F11 Psychische und Verhaltensstörungen durch Opioide

Unter Opioiden versteht man Opiate und Morphinderivate. Die Einnahme dieser Substanzen wirkt sich auf den Sympathikus und die Reizweiterleitung aus. Es besteht eine hohe physische sowie psychische Abhängigkeit, jedoch sind Opiate in der modernen Schmerztherapie mittlerweile nicht mehr wegzudenken.

Es folgen die gewünschten Wirkungen durch die Einnahme von Opioiden:

- Schmerzlinderung

- Euphorie

- Dämpfung des Hustenreflexes

- Sedierung bei hoher Dosierung.

• F12 Psychische und Verhaltensstörungen durch Cannabinoide

Auf dem europäischen Drogenmarkt sind im Wesentlichen diese zwei Cannabisprodukte erhältlich:

- Cannabiskraut (Marihuana)

- Cannabisharz (Haschisch).

Durch den Wirkstoff THC wird die Wirkung der Cannabinoide hervorgerufen. THC besetzt die Rezeptoren im Gehirn, die das Nervennetzwerk steuern. Dieses Nervennetzwerk reguliert den Herzschlag, Appetit sowie die Körpertemperatur und beeinflusst unter anderem die Motivation und Gedächtnisleistung.

Einige psychische Wirkungen sind:
- Antriebsmangel, Gleichgültigkeit
- Verlangsamung des Denkens, Konzentrationsstörungen
- Verlangsamung des subjektiven Erlebens von Raum und Zeit
- intensivere Wahrnehmung von Riechen, Schmecken und Sehen
- Entspannung, leichte Euphorie.

• F13 Psychische und Verhaltensstörungen durch Sedativa oder Hypnotika

In dieser Kategorie geht es um die Abhängigkeit von verschreibungspflichtigen Medikamenten. Im Vordergrund stehen hierbei:
- Schlaf- und Beruhigungsmittel
- Schmerzmittel.

Der Entzug führt bei ca. 20 % der Patienten zu massiven Entzugserscheinungen, die lebensbedrohlich sein können.

Psychische Entzugssymptome sind:
- Schlafstörungen
- Angst
- depressive Verstimmung
- innere Unruhe, Nervosität
- Verwirrtheit, Desorientierung.

Physische Entzugssymptome sind:
- Übelkeit, Erbrechen
- Kopf- und Muskelschmerzen
- Händezittern, Schwitzen, erhöhter Puls und Blutdruck
- Krampfanfälle.

• F14 Psychische und Verhaltensstörungen durch Kokain

Kokain wird geraucht, geschluckt, geschnupft oder injiziert und kann je nach Einnahmeform variable Wirkungen erzielen. Beim Schnupfen setzt die Wirkung schneller ein und ist stärker als z. B. bei oraler Einnahme.

Gewünschte Symptome bei der Einnahme von Kokain:

- Abbau von Hemmungen

- Euphorie

- Rededrang

- vermindertes Durst-, Hunger- und Schlafbedürfnis

- Steigerung der Libido und Leistungsfähigkeit.

• F16 Psychische und Verhaltensstörungen durch Halluzinogene

Unter dieser Gruppe werden verschiedene Stoffe zusammengefasst:

- Psychedelika (z. B. das chemisch hergestellte LSD)

- Delirantia (z. B. Atropin von Tollkirschen)

- Dissoziativa (z. B. Ketamin).

Bei der Einnahme von Halluzinogen lassen sich körperliche und psychische Symptome unterscheiden. Körperliche Symptome sind beispielsweise:

- Zittern

- Erschöpfung

- Schwindel, Übelkeit.

Psychische Symptome sind z. B.:

- Erleben einer „Bewusstseinsveränderung"

- Tief greifende Veränderung der Wahrnehmung

- Veränderung der Stimmung, meist ruhig und gelassen.

• F17 Psychische und Verhaltensstörungen durch Tabak

Tabak kann geraucht, aber auch geschnupft und gekaut werden. Der Tabakrauch enthält über 4.800 Substanzen und stellt trotz gesellschaftlicher Anerkennung eine große Gefahr für die Gesundheit dar. Das Nikotin führt zu positiven Empfindungen wie z. B. Beruhigung, Unterdrückung von Nervosität und Dämpfung von Hungergefühlen.

• F18 Psychische und Verhaltensstörungen durch flüchtige Lösungsmittel

Die Einnahme flüchtiger Lösungsmittel ist besser bekannt als „Schnüffeln". Zu den am häufigsten eingenommenen Lösungsmittel zählen:
- Klebstoff
- Sprays (Haarlack, Reinigungsmittel, Deo)
- Benzin, Propangas, Feuerzeuggas
- Nitroverdünner aus Farben, Lackstoffen oder Lacken.

Die gewünschten Wirkungen sind:
- Steigerung der Libido

- Euphorie
- Gefühl der Schwerelosigkeit
- Enthemmung.

Nach einem kurzen positiv erlebten Effekt treten anschließend u. a. folgende Symptome auf:
- Übelkeit
- Atemstörungen
- Kopfschmerzen
- Atemlähmung bis hin zum Tod.

• F19 Psychische und Verhaltensstörungen durch multiplen Substanzgebrauch

Die Definition dieser Gruppe fasst die ICD-10 sehr kurz und knapp zusammen. So verwendet man sie, wenn der Konsum von zwei oder mehr psychotropen Substanzen erfolgt ist und nicht entschieden werden kann, welche der Substanzen die Störung ausgelöst hat. Auch ist sie auszuwählen, wenn mindestens eine der konsumierten Substanzen nicht genau identifiziert werden kann oder unbekannt ist. Viele Konsumenten wissen manchmal selbst gar nicht, was sie überhaupt einnehmen.

CLAUDIA DIETRICH

F20–F29 SCHIZOPHRENIE, SCHIZOTYPE UND WAHNHAFTE STÖRUNGEN

Diese Gruppe der Störungsbilder befasst sich mit den schweren psychischen Erkrankungen der Schizophrenie und deren Unterformen. Bei den meisten Patienten ist eine lebenslange Behandlung durch Psychopharmaka sowie andere Therapien erforderlich.

• F20 Schizophrenie

Die Schizophrenie ist durch grundlegende und charakteristische Störungen des Denkens und Wahrnehmens sowie unangemessene oder verflachte Affekte gekennzeichnet. Es gibt acht Unterformen der Schizophrenie:

- F20.0 Paranoide Schizophrenie
Sie ist die häufigste Form der schizophrenen Störung und tritt meist zwischen dem 30. und 40. Lebensjahr auf. Neben den allgemein diagnostischen Kriterien für eine Schizophrenie ist sie u. a. gekennzeichnet durch beständige, häufig paranoide Wahnvorstellungen sowie akustische Halluzinationen und Wahrnehmungsstörungen.

- F20.1 Hebephrene Schizophrenie

Bei dieser Form der Schizophrenie steht die affektive Veränderung im Mittelpunkt. So wirken die betroffenen Personen unreif, albern und enthemmt, sind dann aber wieder traurig, altklug und neigen zu philosophischen Monologen. Die Diagnose kann erst nach ein bis drei Monaten gestellt werden, denn u. a. müssen folgende Symptome ausreichend nachgewiesen werden:

• Neigung zur sozialen Isolation

• Verlust von Antrieb und Zielstrebigkeit

• Ungeordnetes Denken, weitschweifige Sprache.

- F20.2 Katatone Schizophrenie

Diese Unterform tritt meist um das 25. Lebensjahr auf und kennzeichnet sich durch psychomotorische Störungen. Negativismus und Befehlsautomatismus sind nur zwei Beispiele der Symptome einer katatonen Schizophrenie.

- F20.3 Undifferenzierte Schizophrenie

In diese Gruppe werden jene psychotischen Störungsbilder gefasst, die zwar die Kriterien einer Schizophrenie erfüllen, aber

• keine der Unterformen (F20.0 – F20.2) entsprechen oder

- die Merkmale von mehr als einer Unterform aufzeigen, ohne dass eine bestimmte diagnostische Charakterisierung offensichtlich überwiegt.

- F20.4 Postschizophrene Depression

Die Art der Schizophrenie geht mit einem gesteigerten Suizidrisiko einher.

- F20.5 Schizophrenes Residuum

Das schizophrene Residuum (Zurückbleiben von Restsymptomen) äußert sich in einer Verschlechterung des Zustands im Gegensatz zum früheren Stadium. Meist bleiben negative Symptome bestehen, wie z. B.:

- verminderte Aktivität
- Vernachlässigung der Körperpflege
- schwache nonverbale Kommunikation.

- F20.6 Schizophrenia simplex

Diese Unterform ist eher selten und nicht einfach zu diagnostizieren. Sie ist gekennzeichnet durch die Negativsymptomatik des schizophrenen Residuums. Die Störung liegt bei u. a. folgenden Kriterien vor:

- Verschlechterung der allgemeinen Leistungsfähigkeit
- keine Wahnvorstellungen

• Interessenverlust und sozialer Rückzug.

- **F20.8 Sonstige Schizophrenie**

• F21 Schizotype Störung

Der Begriff wird kritisch bewertet und es wird von der Diagnose einer schizotypen Störung abgeraten. Exzentrisches Verhalten sowie Abnormität des Denkens und der Stimmung sind Eigenschaften der Betroffenen. Es treten keine typischen schizophrenen Symptome auf und der Verlauf gleicht einer Persönlichkeitsstörung.

• F22 Anhaltende wahnhafte Störung

In dieser Gruppierung werden Störungen zusammengefasst, bei denen ein lang bestehender Wahn das einzige bzw. am meisten bemerkbare Symptom darstellt. Der Wahn muss jedoch länger als drei Monate bestehen.

Es werden drei Unterformen unterschieden:
- **F22.0 Wahnhafte Störung**
Diese Störung liegt vor, wenn ein einzelner Wahn oder mehrere aufeinander übereinstimmende Wahninhalte auftreten. Gleichzeitig dürfen bestimmte Störungen

nicht präsent sein.

- F22.8 Sonstige wahnhafte Störungen

Darunter zählen Störungen, bei denen ein Wahn von andauernden Stimmen oder schizophrenen Symptomen begleitet wird.

- F22.9 Anhaltende wahnhafte Störung, nicht näher bezeichnet

Kann die Störung nicht eindeutig zugeordnet werden, wird sie in diese Gruppe eingereiht.

• F23 Akute vorübergehende psychotische Störung

Diese Störung zeichnet sich durch einen akuten Beginn innerhalb von maximal zwei Wochen aus, zeigt aber nach einigen Tagen bis wenigen Monaten eine komplette Besserung. Auch hierbei werden wieder folgende Unterformen unterschieden:

- F23.0 Akute polymorphe psychotische Störung ohne Symptome einer Schizophrenie

Diese Untergruppe wird diagnostiziert, wenn Klienten unter einer akuten psychotischen Störung, bei der Wahnphänomene, Wahrnehmungsstörungen und Halluzinationen vorhanden sind, leiden. Die Merkmale sind unterschiedlich ausgeprägt und können von Stunde zu Stunde wechseln.

- F23.1 Akute polymorphe psychotische Störung mit Symptomen einer Schizophrenie

Unter diese Kategorie fallen die Störungen, die unter F23.0 beschrieben sind, aber in der mehrheitlichen Zeit auch ein paar für die Schizophrenie typischen Symptome aufweisen.

- F23.2 Akute schizophreniforme psychotische Störung

In diesem Fall handelt es sich um eine Störung, bei der die psychotischen Merkmale verhältnismäßig solide sind und die Eigenschaften für eine Schizophrenie vorliegen, aber nicht länger als einen Monat vorhanden waren. Die unter F23.0 beschriebenen Merkmale sind bei diesem Störungsbild nicht vorhanden.

- F23.3 Sonstige akute vorwiegend wahnhafte psychotische Störungen

Diese Unterform bezeichnet eine erhebliche psychotische Störung, die sich durch vergleichsweise stabile Wahnphänomene oder Halluzinationen kennzeichnet, jedoch nicht die Merkmale für eine Schizophrenie erfüllt.

- F23.8 Sonstige vorübergehende psychotische Störungen

In diese Gruppe fallen alle nicht näher bezeichneten psychotischen akuten Störungen, ohne Hinweis für eine organische Ursache. Die Merkmale unter F23.0 – F23.3 sind nicht vorhanden.

● F24 Induzierte wahnhafte Störung

Diese wahnhafte Störung wird von zwei Personen geteilt, die in einer innig emotionalen Beziehung zueinanderstehen. Hierbei leidet jedoch nur eine der beiden Personen unter einer richtigen psychotischen Störung, während die andere das Leiden lediglich teilt. Löst man das Paar, gibt die zweite Person den Wahn auf.

● F25 Schizoaffektive Störung

Die schizoaffektive Störung ist eine diskutierte Störung, bei der man sich uneinig ist, ob es sich um ein eigenständiges Krankheitsbild handelt oder vielmehr um eine Abweichung der Schizophrenie oder affektiven Störung. Die Symptome gleichen denen der schizophrenen Psychose, Depression oder Manie.

Es gibt drei unterschiedliche Varianten der schizoaffektiven Störung:

- F25.0 Schizoaffektive Störung, gegenwärtig manisch

- F25.1 Schizoaffektive Störung, gegenwärtig depressiv

- F25.2 gemischte schizoaffektive Störung.

• F28 Sonstige nicht organische psychotische Störungen

Störungen, die sich durch Halluzinationen und Wahn kennzeichnen, aber weder organisch bedingt sind noch die Merkmale folgender Störungen aufweisen:

- Schizophrenie (F20.0.-)
- anhaltende wahnhafte Störung (F22.-)
- akute vorübergehende psychotische Störung (F23.-)
- psychotische Form der manischen Episode (F30.2)
- schwere depressive Episode mit psychotischen Symptomen (F32.3).

F30–F39 AFFEKTIVE STÖRUNGEN

Die affektiven Störungen gehören zu den zahlreichsten psychischen Störungen und beschreiben grob eine Umwandlung der Stimmungslage oder Affektivität. In den nachfolgenden Kategorien werden die einzelnen Störungsbilder etwas näher beschrieben.

• F30 Manische Episoden

Im Vordergrund bei dieser Untergruppe steht eine anhaltende, situationsunangebrachte, gehobene Stimmung. Die betroffenen Personen sind gut gelaunt bis euphorisch. Die manische Episode darf nur diagnostiziert werden, wenn vor oder nach dieser Euphorie keine depressive Episode auftritt. Ansonsten muss eine bipolare Störung (F31) kodiert werden.

Folgende Unterteilung der manischen Episoden ist zu beachten:

- F30.0 Hypomanie

Die Hypomanie stellt eine leichte Ausprägung der Manie dar, bei der die Betroffenen eine länger als vier Tage anhaltende leicht gehobene Stimmung aufweisen, die jedoch schnell in Misstrauen und Gereiztheit umschwenken kann.

- 30.1 Manie ohne psychotische Symptome

Die Stimmungslage ist ebenfalls gehoben, jedoch in den manischen Episoden oft durchgehend misstrauisch und gereizt. Die Betroffenen reagieren in unpassenden Situationen aggressiv. Rededrang, verringertes Schlafbedürfnis und Überaktivität sind Auswirkungen der Manie.

- F30.2 Manie mit psychotischen Symptomen

Diese Untergruppe entspricht der schweren Form der in F30.1 beschriebenen Manie. Selbstüberschätzung und Größenideen münden in Wahn; Misstrauen und Reizbarkeit entwickeln sich zu Verfolgungswahn. Es besteht eine zusätzliche Unterscheidung in dieser Unterform:

- F30.20 Manie mit parathymen psychotischen Symptomen

- F30.21 Manie mit synthymen psychotischen Symptomen.

• F31 Bipolare Störung

Bei einer bipolaren Störung wechseln sich depressive und manische Episoden ab. Sehr selten treten beide Formen gleichzeitig auf. Eine bipolare Störung kann erst nach einiger Zeit diagnostiziert werden, wofür mindestens zwei Episoden aufgetreten sein müssen; davon mindestens eine Episode depressiv, manisch oder gemischt. Aufgeteilt werden sie in diese Unterkategorien:

- F31.0 Bipolare affektive Störung, gegenwärtig

hypomanische Episode

- F31.1 Bipolare affektive Störung, gegenwärtig manische Episode ohne psychotische Symptome

- F31.2 Bipolare affektive Störung, gegenwärtig manische Episode mit psychotischen Symptomen

- F31.3 Bipolare affektive Störung, gegenwärtig leichte oder mittelgradige depressive Episode

- F31.4 Bipolare affektive Störung, gegenwärtig schwere depressive Episode ohne psychotische Symptome

- F31.5 Bipolare affektive Störung, gegenwärtig schwere depressive Episode mit psychotischen Symptomen

- F31.6 Bipolare affektive Störung, gegenwärtig gemischte Episode

- F31.7 Bipolare affektive Störung, gegenwärtig remittiert

- F31.8 Sonstige bipolare affektive Störungen

- F31.9 Bipolare affektive Störung, nicht näher bezeichnet.

• F32 Depressive Episode

Das Durchschnittsalter einer ersten Depression wurde bislang zwischen dem 35. und 45. Lebensjahr vermutet, jedoch zeigen Studien, dass 50 % der Ersterkrankungen bereits vor dem 31. Lebensjahr auftreten. Bei der Depression wird zwischen Haupt- und Nebensymptomen unterschieden.

Folgende Unterformen einer Depression sind:

- F32.0 Leichte depressive Episode

Der Betroffene leidet seit mindestens zwei Wochen unter den Symptomen einer Depression und hat Probleme, seinem Beruf nachzugehen und soziale Kontakte zu pflegen. Unter Anstrengung gelingt es ihm aber.

- F32.1 Mittelgradig depressive Episode

Hierbei sind entweder einige der Symptome im Besonderen ausgeprägt oder ein besonders weites Spektrum von Symptomen ist durchgehend vorhanden. Die Mindestdauer der gesamten Episode beträgt mehr als zwei Wochen und der Betroffene kann nur unter massiven Schwierigkeiten seinen Verpflichtungen nachkommen.

- F32.2 Schwere depressive Episode ohne psychotische Symptome

Bei dieser Form liegen drei Haupt- und mindestens vier Nebensymptome vor, jedoch keine Halluzinationen, Wahn oder depressiver Stupor (Starrheit). Der Betroffene fühlt sich schuldig, nutzlos und sein

Selbstwertgefühl geht verloren. Die Neigung zum Suizid ist hierbei hoch.

- F32.3 Schwere depressive Episode mit psychotischen Symptomen

Zusätzlich zu den Symptomen einer schweren depressiven Episode kommen Halluzinationen, Wahnideen oder ein depressiver Stupor hinzu. Weitere Formen von Depressionen können sein:

- Gehemmte Depressionen
- Somatische Depressionen
- Erschöpfungsdepression.

• F33 Rezidivierende depressive Störung

Diese Störung kennzeichnet sich durch wiederholte depressive Episoden gemäß F32, ohne dass Symptome manischer oder hypomaner Art auftreten. Für die Diagnose müssen mindestens zwei voneinander getrennte depressive Episoden vorkommen, bei einer Dauer von mindestens zwei Wochen. Nachfolgend die Unterformen der rezidivierenden depressiven Störungen:

-F33.0 Rezidivierende depressive Störung, gegenwärtig leichte Episode

-F33.1 Rezidivierende depressive Störung,

gegenwärtig mittelgradige Episode

-F33.2 Rezidivierende depressive Störung, gegenwärtig schwere Episode ohne psychotische Symptome

-F33.3 Rezidivierende depressive Störung, gegenwärtig schwere Episode mit psychotischen Symptomen

-F33.4 Rezidivierende depressive Störung, gegenwärtig remittiert

-F33.8 Sonstige rezidivierende depressive Störung

-F33.9 Rezidivierende depressive Störung, nicht näher bezeichnet.

• F34 Anhaltende affektive Störungen

Hierbei werden Stimmungsstörungen zusammengefasst, die zum Teil jahrelang bestehen und mitunter im frühen Erwachsenenalter ihren Ursprung fanden. Somit wird die Störung als zur eigenen Persönlichkeit dazugehörig wahrgenommen. Depressive sowie hypomanische Episoden treten bei dieser Erkrankung auf, sind aber nicht schwer genug, um als Depression oder Hypomanie gekennzeichnet zu werden.

Es gibt zwei Formen der anhaltenden affektiven Störungen:

- F34.0 Zyklothymia

Die Zyklothymia beschreibt eine Instabilität der Stimmung des Betroffenen, bei der sich Depression und leichte Hochstimmung abwechseln. Hierbei liegen jedoch nicht die Kriterien einer mittelschweren/ schweren Depression oder manischen Episode vor.

- F34.1 Dysthymia

Eine chronische, mindestens zwei Jahre anhaltende depressive Verstimmung kennzeichnet diese Unterform. Es werden nicht die Kriterien einer mittelgradigen oder rezidivierenden leichten Depression erfüllt.

- F38 Sonstige affektive Störungen

Nach ICD-10 bezeichnet diese Kategorie den „Rest" für diejenigen Stimmungsstörungen, die die Gattungen F30 - F34 bezüglich Dauer und Charakteristik nicht erfüllen. Es werden dennoch drei Formen unterschieden:

- F38.0 andere einzelne affektive Störungen mit gemischten affektiven Episoden

- F38.1 andere rezidivierende affektive Episoden mit rezidivierenden kurzen depressiven Episoden

- F38.8 sonstige näher bezeichnete affektive Störungen.

- F39 Nicht näher bezeichnete Störungen

Diese Untergruppe betrifft affektive Psychosen ohne

nähere Angaben.

F40–F48 NEUROTISCHE, BELAS-TUNGS- UND SOMATOFORME STÖRUNGEN

Bei den nachfolgenden, zum Teil sehr unterschiedlichen Störungen ist zu vermerken, dass bei den Betroffen durchaus ein Realitätsbezug besteht und keine organischen Ursachen zugrunde liegen. Es handelt sich vielmehr um Störungsbilder, bei denen der Betroffene auf Schwierigkeiten sensibler reagiert und Auseinandersetzungen anders bearbeitet als nicht betroffene Personen, was das neurotische Leiden verursacht. Die vorherrschenden Symptome werden dabei als störend und belastend wahrgenommen.

• F40 Phobische Störungen und andere Angststörungen

Dieses Störungsbild beschäftigt sich mit Patienten, die ein übertrieben, starkes Angstempfinden vorweisen oder Ängste haben, ohne dass eine tatsächliche Gefährdung besteht, was zu Einschränkungen und Qualen bei den Betroffenen führt. Eine Vielzahl psychischer und körperlicher Symptome sowie soziale Folgen sind die Auswirkungen dieser Erkrankung.

Die Störung wird in zwei Unterkategorien aufgeteilt, woraus sich ebenfalls Unterpunkte ergeben:

- **F40 phobische Störungen:**
- **F40.0 Agoraphobie**
- **F40.00 Agoraphobie, ohne Angabe einer Panikstörung**
- **F40.01 Agoraphobie mit Panikstörung**
- **F40.1 soziale Phobien**
- **F40.2 spezifische Phobien**
- **F40.9 phobische Störungen, nicht näher bezeichnet**
- **F41 andere Angststörungen:**
- **F41.0 Panikstörung**
- **F41.1 generalisierte Angststörung**
- **F41.2 Angst und depressive Störung, gemischt**
- **F41.3 sonstige gemischte Angststörung**
- **F41.8 sonstige spezifische Angststörung**
- **F41.9 nicht näher bezeichnete Angststörung.**

• F42 Zwangsstörungen

Von Zwang ist die Rede, wenn ein innerer Drang besteht, bestimmte Handlungen auszuführen, oder wenn Gedanken oder Vorstellungen immer wieder aufkommen und nicht ausgeblendet werden können. Die Störungsform umfasst neben Zwangsgedanken auch -handlungen sowie -rituale.

Folgende Unterformen der Zwangsstörungen sind in der ICD-10 klassifiziert:

- **F42.0 vorwiegend Zwangsgedanken oder Grübelzwang**

- **F42.1 vorwiegend Zwangshandlungen (-rituale)**

- **F42.2 Zwangsgedanken und -handlungen gemischt**

- **F42.8 sonstige Zwangsstörungen**

- **F42.9 Zwangsstörungen, nicht näher bezeichnet.**

• F43 Reaktionen auf schwere Belastungen und Anpassungsstörungen

Im Gegensatz zu sonstigen psychischen Störungen, wo bereits im Vorfeld belastende Vorfälle festgestellt wurden, ist das belastende Ereignis der ausschließliche Grund für die hier aufgeführte Störung. Ohne jenes Ereignis würde es nicht zu dem Störungsbild kommen.

Typische traumatische Erlebnisse sind:

- sexuelle Übergriffe

- Amokläufe

- Unfälle

- Gewaltverbrechen
- Naturkatastrophen.

Es folgt eine Unterteilung in drei Unterformen des Störungsbildes:

- **F43.0 Posttraumatische Belastungsreaktion**
- **F43.1 Posttraumatische Belastungsstörung**
- **F43.2 Anpassungsstörung, wobei hier nochmals Unterkategorien vorhanden sind:**
- **F43.20 Kurze depressive Reaktion**
- **F43.21 Längere depressive Reaktion**
- **F43.22 Angst und depressive Reaktion, gemischt**
- **F43.23 Mit vorwiegender Beeinträchtigung anderer Gefühle**
- **F43.24 Mit vorwiegender Störung des Sozialverhaltens**
- **F43.25 Mit gemischter Störung von Gefühlen und Sozialverhalten**
- **F43.28 Mit sonstigen, nicht näher bezeichneten Symptomen**
- **F43.29 Nicht näher bezeichnete Anpassungsstörung.**

• F44 Dissoziative Störung/Konversionsstörung

Ein seelischer Konflikt wird als derart störend

empfunden, dass dieser nicht mehr im Bewusstsein des Betroffenen bleiben kann, sondern vom gewöhnlichen Erleben abgespalten und in ein körperliches Merkmal umgewandelt wird. Dies führt zur psychischen Entlastung für den Patienten. Es werden diese Arten der dissoziativen Störung unterschieden:

- **F44.0 dissoziative Amnesie**

- **F44.1 dissoziative Fugue (Flucht)**

- **F44.2 dissoziativer Stupor**

- **F44.3 Trance und Besessenheitszustände**

- **F44.4 dissoziative Bewegungsstörung**

- **F44.5 dissoziative Krampfanfälle**

- **F44.6 dissoziative Sensibilitäts- und Empfindungsstörung**

- **F44.7 dissoziative Störung, gemischt**

- **F44.80 Ganser-Syndrom**

- **F44.81 multiple Persönlichkeitsstörung**

- **F44.82 transitorische dissoziative Störung im Kinder- und Jugendalter**

- **F44.9 dissoziative Störung, nicht näher bezeichnet.**

• F45 Somatoforme Störungen

Dieses Störungsbild liegt vor, wenn für die körperlichen Beschwerden des Betroffenen auch nach systematischer Untersuchung keine hinreichende somatische Krankheitsursache entdeckt wurde. Bevor eine somatoforme Störung diagnostiziert wird, müssen alle somatischen Ursachen ausgeschlossen sein. Nachfolgend werden die Untergruppen des Störungsbildes aufgezeigt:

- **F45.0 Somatisierungsstörung**
- **F45.1 undifferenzierte Somatisierungsstörung**
- **F45.2 hypochondrische Störung**
- **F45.3 somatoforme autonome Funktionsstörung, die nochmals unterteilt wird in:**
- **F45.30 Herz- und Kreislaufsystem**
- **F45.31 oberes Verdauungssystem**
- **F45.32 unteres Verdauungssystem**
- **F45.33 Atmungssystem**
- **F45.34 Urogenitalsystem**
- **F45.37 mehrere Organe und Systeme**
- **F45.38 sonstige Organe und Systeme**
- **F45.39 nicht näher bezeichnetes Organ oder System.**

• F48 Andere neurotische Störungen

- **F48.0 Neurasthenie**

Diese Störung wird auch als Erschöpfungssyndrom bezeichnet und muss von einer Depression und dem

Burn-out unterschieden werden.

- F48.1 Depersonalisations- und Derealisationssyndrom

Eine eher selten auftretende Störung, die sowohl im Rahmen von depressiven, phobischen, schizophrenen oder Zwangsstörungen als auch einer posttraumatischen Belastungsreaktion auftreten kann.

- F48.8 Sonstige neurotische Störungen

- F48.9 Neurotische Störung, nicht näher bezeichnet.

F50–F59 VERHALTENSAUFFÄLLIGKEITEN MIT KÖRPERLICHEN STÖRUNGEN UND FAKTOREN

In dieser Kategorie der Störungsbilder werden sehr unterschiedliche Störungen zusammengefasst, da dem körperlichen Leiden psychische Ursachen oder die Beteiligung solcher zugesprochen werden. Aufgrund der verschiedenen Krankheitsbilder gibt es zu den Unterkategorien jeweils noch mehrere Unterpunkte.

● F50.- Essstörung

Eine Essstörung ist ein Essverhalten, bei dem der Betroffene entweder zu wenig oder zu viel Nahrung zu sich nimmt. Die Störung geht oft mit einer Körperwahrnehmungsstörung einher, bei der ein verzerrtes Selbstbild vom eigenen Körper vorliegt. Es folgen die Aufteilungen in:

- **F50.0 Anorexia nervosa**

- **F50.01 restriktiver Typ**

- **F50.02 aktiver Typ**

- **F50.08 sonstige, nicht näher bezeichnete Anorexia nervosa**

- **F50.1 Atypische Anorexia nervosa**

- **F50.2 Bulimia nervosa**

- **F50.4 Essattacken bei sonstigen psychischen Störungen**

- **F50.5 Erbrechen bei sonstigen psychischen Störungen**

- **F50.6 Sonstige Essstörungen**

- **F50.9 Nicht näher bezeichnete Essstörung.**

● F51.- Nicht organische Schlafstörungen

Schlafstörungen können bei verschiedenen körperlichen oder psychischen Erkrankungen auftreten und sind daher ein uncharakteristisches Symptom. Die

Schlafstörung muss die Hauptbeschwerde und nicht organisch bedingt sein, damit sie in die Kategorie eingeordnet werden kann.

- **F51.0 Nicht organische Insomnie**
- **F51.1 Nicht organische Hypersomnie**
- **F51.2 Nicht organische Störung des Schlaf-Wach-Rhythmus**
- **F51.3 Schlafwandeln/Somnambulismus**
- **F51.4 Pavor nocturnus**
- **F51.5 Albträume/Angstträume.**

• F52.- Sexuelle Funktionsstörung, nicht verursacht durch eine organische Störung oder Krankheit

Die Unterkategorien weisen nur Störungen auf, die nicht körperlich verursacht wurden (wie etwa bei einer Erkrankung wie Diabetes oder Depressionen). Als sexuelle Funktionsstörung versteht man eine Störung, die das gewünschte Sexualleben des Betroffenen verhindert. Unterteilt werden die sexuellen Störungen in folgende Gruppen:

- **F52.0 Mangel oder Verlust von sexuellem Verlangen**
- **F52.1 Sexuelle Aversion und mangelnde sexuelle Befriedigung**

- **F52.2 Versagen genitaler Reaktionen**
- **F52.3 Orgasmusstörungen**
- **F52.4 Ejaculatio praecox**
- **F52.5 Vaginismus**
- **F52.6 Dyspareunie**
- **F52.7 Gesteigertes sexuelles Verlangen**
- **F52.8 Sonstige nicht organische Funktionsstörungen**
- **F52.9 Nicht näher bezeichnete sexuelle, nicht organische Funktionsstörungen.**

• F53.- Psychische oder Verhaltensstörungen im Wochenbett, anderenorts nicht klassifiziert

Hier werden nur die Störungen zusammengefasst, die im Zusammenhang mit einer Geburt auftreten – Beginn innerhalb von sechs Wochen nach der Entbindung – und sich nicht anderweitig klassifizieren lassen. Der Begriff „Wochenbettdepression" wird häufig für diese Art der Störung verwendet.

- **F53.0 Leichte psychische oder andere Verhaltensstörungen im Wochenbett, anderenorts nicht klassifiziert**

- **F53.1 Schwere psychische oder andere**

Verhaltensstörungen im Wochenbett, anderenorts nicht klassifiziert

- **F53.8 Sonstige psychische oder andere Verhaltensstörungen im Wochenbett, anderenorts nicht klassifiziert**

- **F53.9 Psychische Störungen im Wochenbett, nicht näher bezeichnet.**

• F54 Psychologische Faktoren oder Verhaltensfaktoren bei anderenorts klassifizierten Krankheiten

In dieser Kategorie werden Verhaltenseinflüsse und psychische Faktoren betrachtet, die eine entscheidende Rolle bei der Entstehung körperlicher Erkrankungen präsentieren, die in anderen ICD-10-Kapiteln klassifiziert werden. Als Beispiele werden genannt:
- **F54 und J45.- Asthma**
- **F54 und K51.- Colitis ulcerosa**
- **F54 und L23-L25 Dermatitis**
- **F54 und K25 Magenulkus**
- **F54 und K58.- Reizdarmsyndrom**
- **F54 und L50.- Urtikaria.**

• F55.-   Schädlicher   Gebrauch   von

nichtabhängigkeitserzeugenden Substanzen

Bei diesem Störungsbild geht es meistens um Medikamentenmissbrauch oder -abhängigkeit. Dabei kann es sich um verschreibungspflichtige oder frei erhältliche Medikamente handeln. Ganz klar abzugrenzen von den hier aufgeführten Substanzen sind diejenigen, die den psychischen Zustand verändern. Antidepressiva stellen allerdings ein ungeklärtes Zwischenfeld dar.

- **F55.0 Antidepressiva**

- **F55.1 Laxanzien**

- **F55.2 Analgetika**

- **F55.3 Antazida**

- **F55.4 Vitamine**

- **F55.5 Steroide und Hormone**

- **F55.6 Pflanzen- und Naturheilmittel**

- **F55.8 Sonstige Substanzen**

- **F55.9 Nicht näher bezeichnete Substanzen.**

• F59 Nicht näher bezeichnete Verhaltensauffälligkeiten bei körperlichen Störungen und Faktoren

F60–F69 PERSÖNLICHKEITS- UND VERHALTENSSTÖRUNGEN

Bevor die Störungen im Einzelnen betrachtet werden können, muss erst der Begriff „Persönlichkeit" geklärt werden. So definiert Lawrence A. Pervin diesen wie folgt: „Die komplexe Organisation von Kognitionen, Emotionen und Verhalten, die dem Leben der Person Richtung und Zusammenhang gibt."

Es folgen die Störungsbilder mit den jeweiligen Untergruppen:

• F60.- Spezifische Persönlichkeitsstörung

Hierunter fallen schwere Störungen der Persönlichkeit sowie des Verhaltens, die nicht direkt auf eine Schädigung oder Krankheit des Gehirns zurückzuführen sind oder eine andere psychische Störung nachweisen. Die folgenden Störungsbilder treten fast immer mit sozialen und persönlichen Hindernissen in Erscheinung:

- **F60.0 Paranoide Persönlichkeitsstörung**

- **F60.1 Schizoide Persönlichkeitsstörung**

- **F60.2 Dissoziale Persönlichkeitsstörung**

- **F60.3 Emotional instabile Persönlichkeitsstörung**

- **F60.30 Impulsiver Typ**

- **F60.31 Borderline-Typ**
- **F60.4 Histrionische Persönlichkeitsstörung**
- **F60.5 Anankastische (zwanghafte) Persönlichkeitsstörung**
- **F60.6 Ängstliche (vermeidende) Persönlichkeitsstörung**
- **F60.7 Abhängige (asthenische) Persönlichkeitsstörung**
- **F60.8 Sonstige spezifische Persönlichkeitsstörung**
- **F60.9 Nicht näher bezeichnete Persönlichkeitsstörung.**

• F61 Kombinierte und andere Persönlichkeitsstörungen

In diese Kategorie werden Störungen zugeordnet, die nicht die in F60.- beschriebenen Symptome aufweisen, aber dennoch zu Beeinträchtigungen führen. Eine Diagnose ist aufgrund der vagen Beschreibung schwierig zu stellen.

• F62.- Andauernde Persönlichkeitsänderung, nicht Folge einer Schädigung oder Krankheit des Gehirns

Die Besonderheit dieser Störungsbilder ist folgende: Ist der Beginn einer Persönlichkeits- sowie

Verhaltensstörung bereits in der Kindheit/Jugend aufgetreten, ist die Rede von einer Störung, die sich ohne
vorausgehende Persönlichkeitsstörung entwickelt hat.
Des Weiteren muss bei einer Diagnose eine deutliche
Ursache als entscheidendes Kriterium die Voraussetzung sein. Unterschieden wird in folgende Unterformen:

- **F62.0 Andauernde Persönlichkeitsänderung nach Extrembelastung**

- **F62.1 Andauernde Persönlichkeitsänderung nach psychischer Erkrankung**

- **F62.8 Sonstige andauernde Persönlichkeitsänderung**

- **F62.80 Andauernde Persönlichkeitsänderung bei chronischem Schmerzsyndrom**

- **F62.88 Sonstige andauernde Persönlichkeitsänderung.**

• F63.- Abnorme Gewohnheiten und Störungen der Impulskontrolle

Eine Klassifizierung dieser Gruppe von Störungen ist nicht möglich. Das Hauptmerkmal ist das wiederholte oder teilweise Verlieren der Beherrschung eines Antriebs oder Wunsches. Dabei kommt es zu erneuten Tätigkeiten, denen jeder angemessene Impuls fehlt, die aber nicht kontrolliert werden können.

- F63.0 Pathologisches Spielen

- F63.1 Pathologische Brandstiftung

- F63.2 Pathologisches Stehlen

- F63.3 Trichotillomanie.

• F64.- Störungen der Geschlechtsidentität

Die anhaltende und starke Unzufriedenheit über das eigene Geschlecht beschreibt das Störungsbild F64.-. Die Betroffenen äußern den Wunsch nach einer Geschlechtsanpassung oder dem Tragen der Kleidung des anderen Geschlechts.

- F64.0 Transsexualismus

- F64.1 Transvestitismus unter Beibehaltung beider Geschlechterrollen

- F64.2 Störungen der Geschlechtsidentität des Kindesalters.

● F65.- Störungen der Sexualpräferenz

In dieser Gruppe werden Störungen eingeordnet, bei denen eine sexuelle Stimulation vorwiegend durch außergewöhnliche und z. T. auch illegale Maßnahmen oder Fantasien erlebt wird.

- **F65.0 Fetischismus**
- **F65.1 Fetischistischer Transvestitismus**
- **F65.2 Exhibitionismus**
- **F65.3 Voyeurismus**
- **F65.4 Pädophilie**
- **F65.5 Sadomasochismus**
- **F65.6 Multiple Störungen der Sexualpräferenz**
- **F65.8 Sonstige Störung der Sexualpräferenz.**

● F66 Psychische und Verhaltensstörungen in der Verbindung mit der sexuellen Entwicklung und Orientierung

Diese Störung hat zwar mit der sexuellen Orientierung zu tun, die Richtung dieser wird aber nicht als Störung angesehen.

- **F66.0 Sexuelle Reifungskrise**
- **F66.1 Ichdystone Sexualorientierung**
- **F66.2 Sexuelle Beziehungsstörung.**

- F68.- Andere Persönlichkeits- und Verhaltensstörungen

Zwei zu unterscheidende Störungen werden in dieses Störungsbild eingeordnet. Es besteht eine Nähe zu den Somatisierungsstörungen oder womöglich zur Hypochondrie. Für eine Diagnose müssen bei den Patienten deutliche Mängel bestehen.

- **F68.0 Entwicklung körperlicher Symptome aufgrund psychischer Gründe**

- **F68.1 Artifizielle Störung (bewusstes Entwickeln oder Simulieren von körperlichen oder psychischen Beschwerden).**

F70–F79
INTELLIGENZSTÖRUNGEN

Eine Intelligenzstörung meint eine Intelligenzminderung, die angeboren bzw. während der Geburt erworben wurde, im Gegensatz z. B. zur Demenz, bei der die Minderung der Intelligenz erst später durch die Krankheit ausgebildet wurde. Diese Form der Störung führt zu Beeinträchtigungen des Betroffenen aufgrund der nicht vollständigen Entwicklung seiner geistigen Fähigkeiten.

Unterschieden werden die Schweregrade der Intelligenzminderung:

- **F70.- Leichte Intelligenzminderung**
- **F71.- Mittelgradige Intelligenzminderung**
- **F72.- Schwere Intelligenzminderung**
- **F73.- Schwerste Intelligenzminderung**
- **F74.- Dissoziierte Intelligenzminderung**
- **F78.- Andere Intelligenzminderung**
- **F79.- Nicht näher bezeichnete Intelligenzminderung**

F80–F89
ENTWICKLUNGSSTÖRUNGEN

In dieser Kategorie werden verschiedene Störungsbilder zusammengefasst. Neben der Verzögerung der Sprach- und Sprechentwicklung, Motorik und schulischen Fähigkeiten werden auch gravierende Entwicklungsstörungen eingeordnet. Die Störungen sind nicht durch eine Intelligenzminderung bedingt – im Gegenteil: Die Betroffenen verfügen meistens über eine normale bis teilweise überdurchschnittliche Intelligenz. Nichtsdestotrotz liegt eine klar erkennbare Abweichung des Verhaltens und/oder der Leistungen im Vergleich zum entwicklungsbezogenen Durchschnitt vor.

In den Untergruppen gibt es Unterscheidungen der einzelnen Defizite:

• F80.- Umschriebene Entwicklungsstörungen des Sprechens und der Sprache

- **F80.0 Artikulationsstörung**
- **F80.1 Expressive Sprachstörung**
- **F80.2 Rezeptive Sprachstörung**
- **F80.3 Erworbene Aphasie mit Epilepsie.**
- **F81.- Umschriebene Entwicklungsstörungen schulischer Fertigkeiten**
- **F81.0 Lese-Rechtschreib-Störung**
- **F81.1 Isolierte Rechtschreibstörung**
- **F81.2 Rechenstörung.**

• F82.- Umschriebene Entwicklungsstörungen der motorischen Funktionen

• F83.- Kombinierte umschriebene Entwicklungsstörungen

• F84.- Tief greifende Entwicklungsstörungen

- **F84.0 Frühkindlicher Autismus**
- **F84.1 Atypischer Autismus**
- **F84.2 Rett-Syndrom**

- **F84.4 Überaktive Störung mit Intelligenzminderung und Bewegungsstereotypen**
- **F84.5 Asperger-Syndrom.**

F90–F98 VERHALTENS- UND EMOTIONALE STÖRUNGEN MIT BEGINN IN DER KINDHEIT UND JUGEND

Vielfältige, sehr verschiedene Störungsbilder werden in dieser Gruppe zusammengetragen. Die Ursachen für die Erkrankung liegen bei den Kindern und Jugendlichen meist an dem sozialen Umfeld. Die Störungen werden wie folgt aufgeteilt:

• F90.- Hyperkinetische Störungen

- **F90.0 Einfache Aktivitäts- und Aufmerksamkeitsstörung**
- **F90.1 Hyperkinetische Störung als Sozialverhalten.**

• F91.- Störungen des Sozialverhaltens

- **F91.0 Auf den familiären Rahmen beschränkte Störung des Sozialverhaltens**
- **F91.1 Störung des Sozialverhaltens bei**

fehlenden sozialen Bindungen

- **F91.2 Störung des Sozialverhaltens bei vorhandenen sozialen Bindungen**

- **F91.3 Störung des Sozialverhaltens mit oppositionellem, aufsässigem Verhalten.**

• F92.- Kombinierte Störungen des Sozialverhaltens und der Emotionen

- **F92.0 Störung des Sozialverhaltens mit depressiver Störung**

- **F92.8 Sonstige kombinierte Störung des Sozialverhaltens und der Emotionen.**

• F93.- Emotionale Störungen des Kindesalters

- **F93.0 Emotionale Störung mit Trennungsangst des Kindesalters**

- **F93.1 Phobische Störung des Kindesalters**

- **F93.2 Störung mit sozialer Ängstlichkeit des Kindesalters**

- **F93.3 Emotionale Störung mit Geschwisterrivalität.**

• F94.- Störungen sozialer Funktionen mit Beginn in der Kindheit und Jugend

- **F94.0 Elektiver Mutismus**

- **F94.1 Reaktive Bindungsstörung des Kindesalters**

- **F94.2 Bindungsstörung des Kindesalters mit Enthemmung.**

• F95.- Ticstörungen

- **F95.0 Vorübergehende Ticstörung**

- **F95.1 Chronische motorische oder vokale Ticstörung**

- **F95.2 Kombinierte vokale und multiple motorische Tics (Tourette-Syndrom).**

• F98.- Andere Verhaltens- und emotionale Störungen mit Beginn in der Kindheit

- **F98.0 Nicht organische Enuresis**

- **F98.1 Nicht organische Enkopresis**

- **F98.2 Fütterstörung im frühen Kindesalter**

- **F98.3 Pica im Kindesalter**

- **F98.4 Stereotype Bewegungsstörung**

- **F98.5 Stottern**

- **F98.6 Poltern.**

• F99 Psychische Störungen ohne nähere Angabe

CLAUDIA DIETRICH

F99–F99 NICHT NÄHER BEZEICH-NETE PSYCHISCHE STÖRUNGEN

Beispiele für die Abschlussprüfung

MÖGLICHE FRAGEN IN DER SCHRIFTLICHEN PRÜFUNG

Frage 1: Welche der aufgeführten Erkrankungen können Ursachen für eine Demenzerkrankung sein?

1. Hypertonie
2. Multiple Sklerose
3. Infektionen
4. HIV-Krankheit
5. Morbus Parkinson

A □ – Nur die Aussagen 1, 2 und 3 sind richtig

B □ – Nur die Aussagen 1, 2 und 5 sind richtig

C ☐ – Nur die Aussagen 2, 3 und 4 sind richtig

D ☐ – Nur die Aussagen 1, 2, 4 und 5 sind richtig

E ☐ – Alle Aussagen sind richtig

[2] Lösung

Frage 2: Bei Ihrem Klienten bemerken Sie eine zuneh-mende Vergesslichkeit und Zerstreutheit. Welche der folgenden Ursachen kommt/kommen am ehesten in Betracht?

1. Manie

2. Depressive Störung

3. Hypothyreose (Schilddrüsenunterfunktion)

4. Delir

5. Arteriosklerose

A ☐ – Nur Aussage 3 ist richtig

B ☐ – Nur die Aussagen 1 und 4 sind richtig

C ☐ – Nur die Aussagen 2, 3 und 4 sind richtig

D ☐ – Nur die Aussagen 2, 3 und 5 sind richtig

E ☐ – Nur die Aussagen 1, 2, 4 und 5 sind richtig

[3] Lösung

---

[2] Antwort E ist korrekt.
[3] Antwort D ist korrekt.

Frage 3: Welche der folgenden Erklärungen bezüglich der Symptome einer akuten Alkoholintoxikation sind zutreffend? Wählen Sie zwei Antworten.

A □ – Ein pathologischer Rausch findet – meistens bei Personen mit einer Vorschädigung des Gehirns – bereits nach der Einnahme geringer Alkoholmengen statt.

B □ – Wesentliche Hinweise des pathologischen Rausches sind optische Halluzinationen und ein langer Zeitraum.

C □ – Ein einfacher Rausch ändert zwar den Zustand des Betroffenen, jedoch ist die Kontrolle über die Körperfunktion nicht eingeschränkt.

D □ – Als Merkmale eines schweren Alkoholrausches können Amnesie, Angst sowie Erregung sowie Bewusstseinseintrübungen auftreten.

E □ – Einen pathologischen Rausch haben in erster Linie junge, gesunde Männer, die noch nicht in Berührung mit Alkohol gekommen sind.

[4] Lösung

---

[4] Die Antworten A und D sind richtig.

<u>Frage 4:</u> Welche der folgenden Aussagen zur bipolaren Störung (nach ICD-10) treffen zu?

1. Es handelt sich um eine Störung, die durch mindestens zwei Episoden nachgewiesen wird, in denen sowohl Stimmung als auch Aktivitätsniveau des Erkrankten offensichtlich gestört sind.

2. Charakteristisch ist eine weitgehende bis vollständige Besserung zwischen den Episoden.

3. Von der bipolaren Störung sind fast nur Männer betroffen.

4. Größenwahn kann auftreten.

5. Beim sogenannten Phasenumschwung ist die Suizidgefährdung besonders hoch.

A □ – Nur Aussage 1 ist richtig

B □ – Nur Aussage 5 ist richtig

C □ – Nur die Aussagen 1, 2 und 5 sind richtig

D □ – Nur die Aussagen 1, 3 und 4 sind richtig

E □ – Nur die Aussagen 1, 2, 4 und 5 sind richtig

[5] Lösung

---

[5] Antwort E ist korrekt.

Frage 5: Welche Aussage zur Bulimie (Bulimia nervosa) trifft zu?

A □ – Bei jungen Frauen in der Entwicklungszeit und im jungen Erwachsenenalter liegt die Mehrheit bei etwa 20 %.

B □ – Bulimie-Betroffene sind meist übergewichtig.

C □ – Bei langanhaltender Symptomatik kommt es häufig zu einer Schädigung der Zähne.

D □ – Primär bei der Therapie sind medikamentöse Methoden (Antidepressiva)

E □ – Die Bulimie hat eine ungünstigere Voraussage als die Anorexia nervosa.

[6] Lösung

EIN KURZER AUSSCHNITT EINER MÜNDLICHEN PRÜFUNG

Fallgeschichte:

Eine 26-jährige junge Frau ist vom Land in die Stadt gezogen. Als sie sich auf dem Weg zu ihrer neuen Arbeitsstelle befindet, wird ihr im Bus ganz plötzlich übel. Sie ringt nach Luft, zittert und verspürt einen intensiven Druck auf ihrer Brust. Fluchtartig verlässt sie ihren

---

- [6] Antwort C ist korrekt.

Platz und steigt bei der nächsten Gelegenheit aus. Sie geht schließlich zu Fuß weiter.

F: Schildern Sie mir Ihre Gedankengänge zu diesem Fall.

A: Die junge Frau hat vermutlich eine Panikattacke, wenn es keine körperlichen Gründe für Ihre Symptome gibt.

F: Eine körperliche Ursache ist nicht vorhanden. Was sind die Eigenschaften einer Panikattacke?

A: Es ist ein Angstanfall, der sich insbesondere über vegetative Merkmale darstellt: Atemnot, Zittern, Herzschmerzen, Druck auf der Brust, Übelkeit, Erleben von Schwäche, oft mit dem Gefühl, „weit weg zu sein".

F: Wie differenziert sich die eben von Ihnen beschriebene Panikattacke von einer normalen Angstreaktion?

A: Eine typische Panikattacke besteht nur kurz, meist 10 bis 15 Minuten. Die Angst hingegen drückt sich in erheblichen Körpersymptomen aus. Diese steigen schnell an, aber fallen auch schnell wieder ab.

F: Zurück zu unserer Fallgeschichte: Was hat denn die junge Dame? Ja, sie hat eine Panikattacke, das ist richtig. Ist diese identisch mit einer Panikstörung?

A: Nein. Sie hat zwar eine Panikattacke, aber panikartige Anfälle von Angst kommen bei verschiedenen psychischen Störungen vor, besonders bei Phobien. Ich müsste der jungen Frau weitere Fragen stellen, um die Diagnose „Panikstörung" stellen zu können. Z. B. würde ich sie fragen, ob sie häufiger solche Anfälle hat und ob die Attacken ohne äußeren Grund, „wie aus heiterem Himmel" auftreten. Das wären offensichtliche Kriterien für eine Panikstörung.

F: Was könnte die junge Dame sonst noch haben?

A: Wenn der Anfall Herz-bezogen erlebt wird, könnte es auch ein Herzangstsyndrom darstellen. Dafür müssten allerdings Schmerzen im Herzbereich vorhanden sein, Schmerzen im linken Arm oder ein massives Herzklopfen, gegebenenfalls mit Extrasystolen.

F: Das trifft bei ihr nicht zu. Was könnte die Frau sonst noch haben?

A: Wenn der Bus überfüllt war und sie grundsätzlich Angst vor Menschenmengen hat und evtl. häufiger schon im Verkaufsgeschäft, beim Anstellen an der

Kasse oder an öffentlichen Orten einen heftigen Angstanfall hatte, könnte sie unter einer Agoraphobie leiden.
Vielleicht hat sie auch eine Agoraphobie in Kombination mit einer Panikstörung.

F: Fällt Ihnen noch etwas ein?

A: Ich müsste die junge Frau fragen, ob sie ganz prin-
zipiell Angst vor engen Räumen hat – das wäre dann
eine Klaustrophobie. Das Schließen der Bus-Tür hätte
dann den Angstanfall auslösen können. Eventuell
fühlte sie sich aber unsicher, hatte das Empfinden, von
den Menschen im Bus beobachtet zu werden – da sie
bislang auf dem Land lebte und möglicherweise noch
nie oder nur jenseits der Stoßzeiten mit dem Bus ge-
fahren ist. Ich müsste sie fragen, ob das Gefühl der
Angst auch in anderen sozialen Situationen auftritt;
das unangenehme Erleben, sich unangebracht oder
peinlich zu verhalten, z. B. bei einer Geburtstagsfeier,
im Restaurant oder evtl. auch beim Reden vor mehr als
ein bis zwei Menschen.

F: Es hat sich herausgestellt, dass die junge Frau eine soziale Phobie hat. Wie würden Sie in diesem Fall therapeutisch vorgehen?

A: Bei Phobien jeglicher Form hat sich die Verhaltenstherapie bewährt. Ich werde der Frau also nahelegen, einen Verhaltenstherapeuten aufzusuchen.

F: Was macht dieser in dem Fall der jungen Frau?

A: Höchstwahrscheinlich wird er eine kognitive Verhaltenstherapie anwenden. Eventuell kombiniert er diese mit Intervallen, in denen die junge Frau sich aktiv in Situationen begeben soll, die ihr für gewöhnlich Angst machen, z. B. ein Besuch im Restaurant, das Lösen eines Fahrscheins in der U-Bahn oder der Besuch einer Geburtstagsparty. Der Therapeut wird ihr empfehlen, ein Angsttagebuch zu führen. In diesem soll sie die mit ihren Ängsten verbundenen negativen Gedanken notieren. Diese werden dann in der Therapiesitzung umstrukturiert. Sozialphobiker haben für gewöhnlich ein geringes Selbstwertgefühl, weshalb der Therapeut in diesem Zusammenhang wohl auch eine Stärkung des Selbstwertgefühls vornehmen wird. Ergänzend könnte ein soziales Kompetenztraining von Vorteil für die junge Frau sein.

F: Ist eine Phobie auch medikamentös behandelbar?

A: Wenn die Ängste den Alltag massiv einschränken, kann man an die Unterstützung durch Antidepressiva denken. Das muss aber ein Facharzt entscheiden.

Ihre Aussichten nach bestandener Abschlussprüfung

Ein Heilpraktiker für Psychotherapie kann nach seiner erfolgreich bestandenen Abschlussprüfung

- in einer Arztpraxis oder direkt bei einem Heilpraktiker/ - für Psychotherapie im Angestelltenverhältnis tätig werden
- im Gesundheitswesen unterstützend fungieren
- in sozialen Einrichtungen sowie Kurhäusern sein Wissen anwenden

- als Coach arbeiten
- eine eigene Praxis eröffnen und sich selbstständig machen bzw. freiberuflich agieren.

Herstellung und Verlag:

BoD – Books on Demand, Norderstedt

ISBN: 9783755777472

© Claudia Dietrich 2021

1. Auflage

Kontakt: Psiana eCom UG/ Berumer Str. 44/ 26844 Jemgum

Covergestaltung: Fenna Larsson

Coverfoto: depositphotos.com